AF397036

CATÉCHISME
MATERNEL

PAR LE

Dr DEGOIX

Vice-Président de la Société d'Hygiène de l'Enfance,
Rédacteur en chef du Journal « *Le Petit Médecin des Familles* »
Officier de l'Instruction publique.

AVEC UNE PRÉFACE DE

M. LE Dr E. MONIN

Secrétaire général de la Société Française d'Hygiène
Chevalier de la Légion d'Honneur,
Officier de l'Instruction publique.

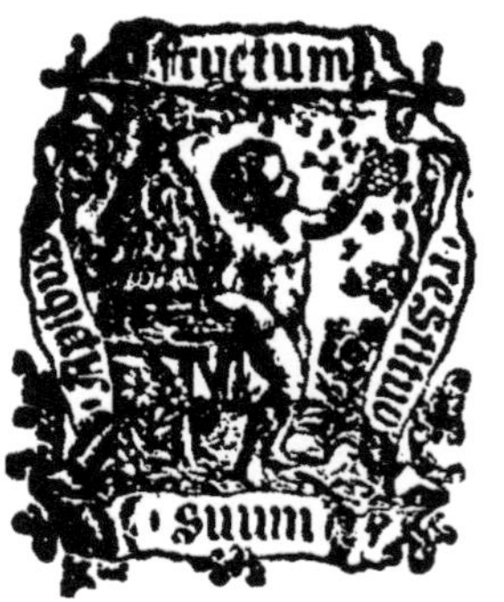

PARIS
SOCIÉTÉ D'ÉDITIONS SCIENTIFIQUES
4, RUE ANTOINE-DUBOIS, 4
PLACE DE L'ÉCOLE-DE-MÉDECINE

CATÉCHISME

MATERNEL

CATÉCHISME
MATERNEL

PAR LE

Dr DEGOIX

Vice-Président de la Société d'Hygiène de l'Enfance,
Rédacteur en chef du Journal « *Le Petit Médecin des Familles* »
Officier de l'Instruction publique.

AVEC UNE PRÉFACE DE

M. LE Dr E. MONIN

Secrétaire général de la Société Française d'Hygiène
Chevalier de la Légion d'Honneur,
Officier de l'Instruction publique.

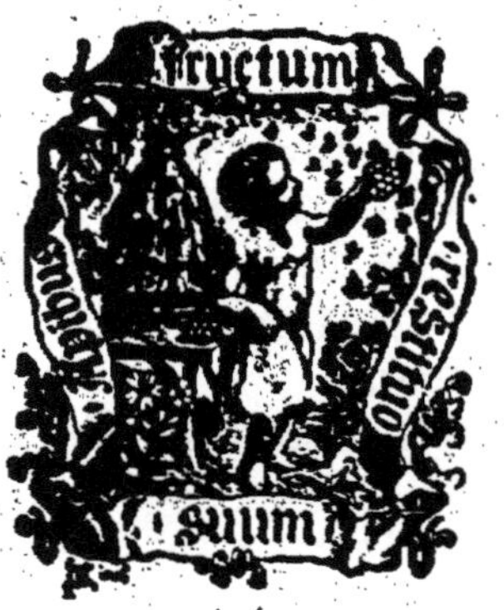

PARIS
SOCIÉTÉ D'ÉDITIONS SCIENTIFIQUES
4, RUE ANTOINE-DUBOIS, 4
PLACE DE L'ÉCOLE-DE-MÉDECINE

PRÉFACE

Votre *Catéchisme,* savant confrère et ami Degoix, a, (sous sa forme modeste comme vous l'êtes trop vous-même), une importance morale et sociale de premier ordre. Je vais tâcher de le démontrer en quelques pages, puisque vous voulez bien m'y autoriser.

La mortalité annuelle qui pèse sur l'enfance est d'autant plus redoutable pour notre pays, que la natalité s'y affaiblit de jour en jour. Ce sont, habituellement, les pays les plus féconds qui présentent la plus forte mortalité infantile : la France est une des rares exceptions à cette loi. Elle doit donc imiter le cultivateur prévoyant et jalousement veiller sur sa graine ! Conquérir des citoyens, tel est le but, avidement poursuivi, depuis vingt-cinq ans, par tous les bons esprits qui s'occupent, comme vous, de cette cause sacrée : la protection de l'enfance.

La loi Roussel, loi d'amour, d'hygiène et d'assistance, restera l'un des plus incontestables titres de gloire de notre troisième République. En plaçant sous la surveillance de l'autorité tous les enfants mis en nourrice en dehors du domicile de leurs parents, cette loi tarissait l'une des sources les plus importantes de la mortalité des nourrissons. Malheureusement, faute d'argent, plus encore que de bonne volonté, de la part des départements, la loi Roussel est demeurée à peu

près lettre morte. Peut-on marchande
plus longtemps leurs modestes honorai
res à des hommes chargés d'accompli
une besogne humanitaire et patriotiqu
si délicate et difficile : suppléer à la vi
gilance maternelle, à cette sollicitude qu
ne se supplée point ? Pour être sublime
la mère n'a qu'à céder aux instincts d
l'animalité, tandis que, pour la rempla
cer dans ses fonctions, ce n'est poin
trop de l'intelligence la plus éveillée
unie au désintéressement le plus ab
solu !

Il est donc absolument nécessaire d
reviser la loi Roussel, de lui conférer u
caractère obligatoire, et d'étendre auss
à l'enfant de la nourrice, la protectio
organisée par elle. Gardons-nous, e
effet (comme l'a exprimé M. Ch. Monod
avec un grand sens démocratique), gar

dons-nous, en encourageant l'allaitement au sein, d'encourager, en même temps, le sevrage prématuré de l'enfant de la nourrice : « Si c'est aux dépens de la vie de ce dernier que l'on réussit à sauver celle de l'enfant protégé, je vois bien ce que la morale y perd, mais je ne vois pas ce qu'y gagne la société ! » C'est peut-être, ici, le cas d'éclairer la morale des hommes à la lumière de celle des loups...

Il serait bon également de jeter, de temps à autre, un regard sur les mort-nés. La morti-natalité est plus fréquente chez les garçons, — comme l'est, d'ailleurs, la mort pendant la première année d'âge. Sa fréquence est surtout extrême chez les enfants d'illégitimes, à cause de l'irresponsabilité paternelle. Il faut en conclure à la nécessité d'établir, comme aux États-Unis, la recherche de la paternité. Je sais que vous pensez, sous ce rapport, exactement comme moi et que vous voteriez le projet Gustave Rivet.

On devrait aussi relever l'institution des tours, dont la suppression semble avoir singulièrement accru l'infanticide. Victor Hugo l'a dit : « Montrez-moi la femme et l'enfant : c'est à la quantité de protection entourant c'est deux êtres faibles, que se mesure le degré de civilisation. »

(Pour être juste, disons ici, qu'il est bien plus de prétendus mort-nés que de mort-nés véritables. Si l'on aidait efficacement les pauvres à soigner, dès la naissance, la vie de leurs enfants, nous en perdrions beaucoup moins et le berceau ne serait plus ce qu'on a défini, trop justement, pour un nombre énorme de nouveau-nés : un petit moment de lumière entre la nuit et la mort !)

Pendant leur première année, les enfants semblent ne pas savoir s'ils veulent se décider à vivre : c'est seulement l'amour maternel et les soins protecteurs les plus intelligents qui font qu'ils y consentent. Toutefois, plus du tiers des nouveau-nés succombe au cours des douze premiers mois.

L'influence des écrivains scientifiques qui n'hésitent pas, comme vous, savant confrère, à mettre à la disposition du grand public leurs connaissances spéciales, leur expérience (bien laborieusement acquise, lorsqu'il s'agit de cet être, si simple à la fois et si complexe : l'enfant), cette influence est, sociologiquement indispensable pour réaliser tous les progrès souhaités en hygiène et éducation infantiles.

C'est ce genre de vulgarisation que, simplement, avec cette netteté qui est le vernis des maîtres, vous avez réussi à réaliser, dans votre *Catéchisme*, dont je viens de lire (avec quelle satisfaction !) les « bonnes feuilles » *fraîches d'impression...*, au propre et au figuré.

***

L'ignorance et les préjugés guettent l'enfant bien portant et se gardent bien de le lâcher lorsqu'il vient à tomber malade. Presque toutes les affections de la première enfance sont dues à des infractions aux lois de l'hygiène, qui sont souvent celles du bon sens. C'est surtout le régime alimentaire qui, violé, devient terriblement vindicatif. Car les *processus* de réparation dominent superbement toute la pathologie infantile.

Chaque enfant est, au petit pied, un jeune Gargantua, qui vit et souffre surtout pour et par le ventre. Ettmüller nommait l'abdomen *valetudinarium infantile* et le comparait à la boite de Pandore ou au cheval de Troie. Cherchez les origines morbides chez les enfants : vous trouverez toujours l'indigestion gastro-intestinale, la surcharge alimentaire, un régime quotidien disproportionné avec la faiblesse du frêle organisme auquel il s'adresse. etc.

Après l'abdomen, ce sont les fièvres éruptives et les affections des voies respiratoires, qui apparaissent le plus meurtrières pour les enfants : à l'inverse des affections abdominales (diarrhée, athrepsie) qui sont surtout maladies de l'été, les pneumonies, rougeoles, etc., sévissent de préférence pendant les sai-

sons froides et humides. La pneumonie
est une grave complication de la médecine infantile, l'enfant ayant, selon le
mot de Laënnec, davantage besoin de
respirer que l'adulte. Après le ventre et
le thorax, c'est la gorge et l'oreille qui
réservent aux médecins de l'enfance les
plus douloureuses surprises. Les affections du système nerveux sont, également, prédominantes dans le jeune
âge : Bichat remarque avec raison que
pour bien voir les nerfs, un anatomiste
choisira toujours un cadavre d'enfant.

Brochant sur le tout, le lymphatisme
habituel tempérament de l'enfance, est
le fauteur d'un grand nombre d'immi-
nences morbides et de maux chroniques
qui assaillent ses chairs bouffies et mol-
les, ces cellules infiltrées de sucs blancs
suspectées incapables de s'ériger en tis-

tissus dignes de ce nom... D'ailleurs, dans la plupart des maladies de l'enfance, l'abattement et la torpeur sont des manifestations symptômatiques bien plus dangereuses que les accidents, bruyants et tapageurs, dont l'apparence semble plus grave. Chez les jeunes sujets, le mal mord, comme on dit, sans aboyer!

Vous avez su fort bien, mon cher Degoix, donner au grand public la dose exacte de connaissances pratiques indispensables : je vous félicite, avec une pointe d'envie (1), d'avoir si heureusement fait comprendre à toutes les mères, ces questions vitales d'hygiène et de médecine infantiles. Je vous félicite d'être, sans arrière-pensée, entré aujourd'hui résolument en guerre contre les

(1) Ce n'est pas de l'*invidia medicorum, pessima,* qu'il s'agit ici, mon cher ami; ni même de « cette inimitié de lettres, non gladiatoire », dont parle Jehan le Bon... C'est un sentiment d'orgueil pour vous, de jalousie altruiste.

préjugés, ces moisissures de l'esprit, ennemis jurés de tout progrès social. S'il est des moyens d'améliorer la race humaine, de déraciner les erreurs, de triompher de la routine, c'est assurément dans la science qu'il les faut chercher. Elle est la sage-femme de l'humanité. Or, les principaux *desiderata* de l'hygiène, en ce qui concerne la première enfance, se résument dans ce programme : prêcher l'allaitement maternel, combattre le biberon puéricide, assurer partout les soins médicaux et la vérification obligatoire de tout décès infantile, appliquer rigoureusement les pénalités édictées par la loi Roussel, rendue obligatoire ; permettre, par des secours aux accouchées nécessiteuses, les soins réguliers, si capitaux, que réclame impérieusement le nouveau-né ; surveiller à fond l'industrie nourricière, rétablir les tours, encourager les crèches et les associations protectrices de l'enfance, etc.

Votre *Catéchisme,* qui est un petit chef-d'œuvre de précision et de bon sens, offre, précisément, l'immense avantage de pouvoir répandre et vulgariser partout les moyens éducateurs rationnels et les minutieux préceptes de l'hygiène infantile : car ce n'est qu'en imbibant profondément de vérités le cerveau des mères et des nourrices, que nous verrons s'évanouir les erreurs populaires et les préjugés, souvent très dangereux, semés de longue date, tout le long de l'éducation infantile, par la superstition et par l'ignorance.

Ex imo corde :

Dr E. MONIN.

Paris, 1er Février 1894.

AVANT-PROPOS

Nous formons des vœux sincères pour que le public accepte, avec la bienveillance qui nous a jusqu'ici suivi dans toutes nos tentatives de publicité et de vulgarisation, le petit volume que nous nous permettons de lui adresser.

Le haut patronage de l'éminent docteur, de notre excellent ami E. Monin, ce vulgarisateur prestigieux, auquel il faut toujours s'adresser quand on a quelques raisons de souhaiter le succès d'un ouvrage, est une garantie, pour nous, que nous n'avons peut-être pas trop mal fait; pour ceux qui nous liront, que nous méritons d'être lus.

Notre but a été celui-ci : mettre à la portée de toutes les mères une sorte de catéchisme médical, un livre de poche où, sans se perdre dans un dédale de développements pédantesques ou scientifiques, elles trouveront immédiatement la recette applicable au mal qui les tourmente chez leurs enfants. La clarté du style nous a paru l'une des qualités les plus indispensables de notre petit code. Nous ne nous excuserons même pas d'être parfois allé jusqu'à la familiarité. Ce n'est pas à telle ou telle catégorie de mères que nous nous adressons, c'est à toutes les mères indistinctement ; car toutes les mères sont égales devant la souffrance et le médecin.

Certes, nous aurions pu, ça et là, jete
un peu d'agrément sur le fond force
ment monotone de notre travail, ra
conter quelques anecdotes, nous éte
dre, à propos de certaines maladie
sur quelques habitudes de vieilles fen
mes qui, des campagnes ont pénét
dans les villes ; mais la franchise de no
tre programme étalé plus haut nou
dispense d'autres explications.

Quelques-uns de nos confrères, dor
nous sommes, d'ailleurs, loin de méco
naître et le talent et les bonnes inter
tions, ont publié sur la matière, d'impc
sants et très documentaires volumes qu
n'ont qu'un désavantage (et il a quelqu
importance), c'est de ne pouvoir êtr
utiles à ceux auxquels ils sont destiné

Il nous fallait éviter tous ces excès, l

trop grande sobriété qui nous eût forcé aux mots techniques pas toujours compris des lectrices, ou la prolixité qui les eut laissées dans une funeste incertitude.

Et, certes, la récompense la plus douce pour nous, serait de nous savoir écouté et obéi par les mères qui ne refuseront pas d'être dirigées par nous.

Dr DEGOIX.

CATÉCHISME MATERNEL

PREMIÈRE PARTIE

PENDANT LA GROSSESSE

Lorsque, entre le quatrième et le cinquième mois (à moins d'une anomalie quelconque), la grossesse a été *officiellement* reconnue, la mère (¹) doit se conformer aux prescriptions suivantes, les plus indispensables et qu'il nous suffit d'énumérer brièvement.

1° Ne porter que des *vêtements lâches*. Au besoin se servir d'une *ceinture large* qui lui soutiendra les reins sans gêner en rien le développement du fœtus.

2° Se nourrir sans rien changer à son régime ordinaire, en admettant toutefois qu'il soit *suffi-samment fortifiant*.

Autant que possible, les légumes alterneront

(1) Lire *Mères et nourrices*, par le Dᵣ Léon Cassine, Paris 1894, Société d'Éditions Scientifiques.

avec les viandes. Les mets trop épicés, même dans les cas *d'envies*, seront exclus. Observer ce que nous appellerons une moyenne alimentaire. Les repas pris chez soi, la nourriture de famille, vaudront toujours mieux que ceux auxquels on serait convié dans le monde. Manger à sa faim, mais sans gloutonnerie. Comme boissons, des toniques, et surtout fuir celles où entrerait trop d'alcool.

3° Se défier des promenades trop longues et des travaux trop astreignants qui demanderaient des efforts toujours dangereux.

Se donner bien garde, par contre, de tomber dans une indolence ou une torpeur qui ne pourraient qu'être préjudiciables à la mère et à l'enfant. L'exercice physique et moral, à doses normales et continues, est absolument nécessaire. Mais, et nous insistons, ne rien faire avec excès.

En moins de mots :

Pas de *compression*; pas *d'indigestion*; pas de *fatigue*.

S'il survenait, dans le cours de la gestation,
quelques désordres imprévus, le médecin serai[
immédiatement appelé et indiquerait le remède[

ACCOUCHEMENT.

Vers le huitième mois, le médecin ordinaire de[
la famille sera informé, si ce n'est déjà fait, du[
terme prochain de la grossesse.

Dès qu'apparaîtront les premières douleurs, i[
interviendra sans retard *ou désignera lui-même[*
une sage-femme en qui il aura pleine confiance.

Cette sage-femme présidera aux premiers soins[
à donner au nouveau-né :

Laver soigneusement les yeux avec une solution[
d'acide borique à 3 o/o.

Comme l'enfant vient au monde tout enduit[
d'une matière grasse et poisseuse, on l'en débar-
rasse au moyen d'une éponge bien trempée d'eau[
tiède, après avoir préalablement frotté tout le corps[
d'huile, de cérat, de vaseline, ou simplement de[
savon. On plonge ensuite le bébé pendant deux[

ou trois minutes dans un bain d'eau simple à la température de 30 à 35 degrés, en ayant soin de soutenir la tête hors de l'eau avec la main gauche contre la nuque, la main droite restant libre pour savonner, frictionner le corps, la figure et la tête.

Les parties baignées, quand elles seront sèches, n'ont plus besoin que d'un nuage d'amidon ou de lycopode.

COUVEUSES.

Lorsqu'un accouchement prématuré aura lieu entre le 6e et le 7e mois de la grossesse, il sera possible encore de conserver le nouveau-né à la vie. On aura recours, dans ce cas, comme chaque fois que le nouveau-né sera trop débile, à la couveuse pour enfants.

La couveuse, quoiqu'en disent ses détracteurs, donne d'excellents résultats, lorsque le médecin sait sagement diriger la mère qui doit veiller sur le petit être, et nous avons dans notre clientèle de nombreux exemples d'enfants nés à 6 mois et

demi de grossesse qui doivent la vie à la cou
veuse et au *dévouement* de celle qui s'en était fait
la gardienne vigilente.

Le grand échec de cette méthode tient à l'éca
de la température entre l'air dans lequel est plong
l'enfant dans cette couveuse, et l'air de la pièce o
se trouve placée cette couveuse. Le remède e
tout trouvé, il suffit de surchauffer la chambre dan
laquelle est placée la couveuse, afin que l'enfa
n'éprouve pas de transition trop brusque lors
qu'il en est tiré pour téter, boire ou pour sub
sa toilette.

CORDON OMBILICAL.

Si l'accouchement, contre toute prévision, ava
lieu inopinément en l'absence du médecin ou
la sage-femme, une des personnes présentes d
vra faire immédiatement une forte ligature du co
don à une dizaine de centimètres environ de l'o
bilic de l'enfant, sectionner le cordon au-delà
envelopper le nouveau-né dans une couvertu
en attendant l'accoucheur.

Celui-ci, sans tenir compte de cette première ligature, préviendra l'effusion du sang, en pratiquant, toujours après la section du cordon, une nouvelle ligature, puis, après avoir soigneusement lavé avec la solution antiseptique la surface de section, procédera au pansement.

Pour ce pansement, on prend un morceau d'ouate hydrophile boriquée, taillé en carré de 8 à 10 centimètres de côté et percé d'un trou dans lequel passe le cordon. Celui-ci, couché sur le côté gauche, est recouvert par les bords rabattus du morceau d'ouate, et le tout est assujetti par une petite compresse et une bande de toile ou de flanelle large de 4 travers de doigt, faisant deux ou trois fois le tour du ventre. Le tout est fixé par une petite épingle de nourrice ou mieux en glissant l'extrémité de la bande sous les circulaires.

Le cordon, desséché, se détache et tombe vers le 4e ou le 5e jour après la naissance.

En cas d'écoulement ou d'inflammation, après la chute du cordon, on fait un pansement avec de la vaseline boriquée ou une poudre antiseptique et on pose sur l'ombilic un morceau de toile ou plus simplement une rondelle de carton enveloppée d'ouate hydrophile, maintenue par une bande faisant une légère compression.

Conserver ce bandage, s'il le faut, cinq à six semaines, pour prévenir les hernies ombilicales que provoqueraient sans nul doute les cris répétés de l'enfant.

DU MAILLOT.

Les linges dont on enveloppera l'enfant, devront être *préalablement chauffés* suivant la saison.

Se garder de *trop serrer le corps*, surtout la poitrine.

L'enfant veut et doit avoir la respiration libre.

Veiller à ce qu'aucune pièce de ce premier vêtement ne *fasse de pli* et à ce que le nouveau-né y soit enfermé sans que rien ne contraigne la position ou ne fausse le jeu de ses membres, dont les mères connaissent l'extrême délicatesse et la fragilité.

Pas d'autres épingles que les épingles anglaises.

Changer les couches sitôt qu'elles auront été mouillées.

Quelques mères se contentent de les faire sommairement sécher et s'en servent à nouveau.

Système contre lequel nous nous élevons de toutes nos forces. Il est dangereux, il est malsain, et nous le proscrivons.

Rien ne prévaut contre un bon lavage.

Le maillot se composera des pièces suivantes :

1° Une chemise de toile ou de batiste pour la poitrine et deux brassières;

2° Pour les jambes et une partie du corps une couche de toile et deux langes dont l'un de laine;

3° Le cou sera protégé par un fichu et la tête par un bonnet.

Sous aucun prétexte, nous l'avons déjà dit plus haut, l'enfant ne doit être gêné dans son maillot.

Nous rejetons donc entièrement le maillot ancien dans lequel on garrotait l'enfant.

Il n'est pas toujours facile, nous l'accordons, de passer les bras du nouveau-né dans la chemise ou les brassières ; mais il est facile de rémedier à cet inconvénient en rompant courageusement avec l'usage ancien, pour fabriquer des vêtements dont les manches, n'offrant qu'une couture longitudinale, seront fermées par des cordons.

Au maillot succédera, dès le premier mois, la culotte anglaise qui offre de grands avantages pour la rapidité et la facilité des soins de propreté.

En habituant de bonne heure le bébé à faire ses besoins au vase, on évitera de faire une trop grande consommation de couches.

BAINS ET LOTIONS.

L'immersion du nouveau-né, dans un bain tiède, doit avoir lieu tous les matins, même avant la chute du cordon.

D'une durée de deux à trois minutes pendant le

3*

premier mois, il atteindra progressivement 5 à 10 minutes. Après le 12e mois il n'en sera plus donné que tous les deux ou trois jours.

Des frictions avec la main ou l'éponge seront pratiquées dans le bain.

A la sortie du bain, l'enfant sera rapidement séché par des frictions avec un linge sec, puis enveloppé dans ses langes.

La tête elle-même ne doit pas échapper aux lotions tièdes avec une éponge ; aucune crasse, malgré les préjugés, ne devra séjourner sur le cuir chevelu.

Les oreilles seront également entretenues dans la plus grande propreté au moyen de lavages avec une très petite éponge fixée sur un morceau de bois et même, lorsque cela sera nécessaire, en y pratiquant de petites injections avec une seringue ou une poire en caoutchouc.

Les yeux seront l'objet des soins les plus assidus et fréquemment lavés avec de l'eau tiède.

Outre le bain du matin, dans lequel on fait le lavage général de l'enfant, il est indispensable, chaque fois que l'enfant aura sali sa couche, de lui faire subir avec l'éponge un lavage des régions mouillées que l'on poudrera après les avoir essuyées.

DES SORTIES DE L'ENFANT.

L'enfant ne sortira de la maison qu'une quinzaine de jours au moins après l'accouchement.

Eviter toute température excessive, les froids trop vifs, comme les extrêmes chaleurs.

Ceci dépendra d'ailleurs de l'organisation physique du nouveau-né. Les mères savent aussi bien que nous à quoi s'en tenir sur ce sujet.

Et qu'on y fasse bien attention, le moindre courant ou changement d'air peut occasionner chez cet être si frêle, les plus dangereuses affections.

L'enfant sera porté alternativement sur le bras gauche ou le bras droit, afin d'éviter les déformations trop fréquentes qu'entraînent l'habitude de le porter d'un même côté.

Plus tard, et en été seulement, lorsque l'enfant sera trop lourd, on le promènera dans une voiture. Celle-ci devra être munie de ressorts très souples pouvant éviter toutes les secousses produites par des cahos ou des chocs.

Ne jamais se hâter de faire marcher les enfants; les efforts prématurés pouvant amener des déviations des membres.

DU BERCEAU.

Une hygiène sérieuse et constante doit veiller autour du berceau de l'enfant.

Peu importe d'ailleurs la forme qu'affectera ce petit lit de notre premier âge. Disons cependant qu'il est sage d'éviter les berceaux pleins dont on se sert encore chez les nourrices campagnardes. Une simple bercelonnette d'osier tressée fera bien mieux l'affaire.

Un point important : Ne pas sacrifier la commodité du nouveau-né à l'élégance que les jeunes mères recherchent d'habitude pour tout ce qui est à l'usage de leur enfant.

Le berceau sera toujours maintenu *dans un parfait état de sécheresse* et dans un lieu d'où *les odeurs suspectes* seront rigoureusement bannies.

Une lumière trop vive blesserait les yeux et serait cause de nombreuses infirmités, douloureuses pour celui qui en est atteint et très longues à guérir, quand elles n'abolissent pas entièrement la vue.

Coucher l'enfant *sur le côté gauche* ou *sur le côté droit* indifféremment, mais pas sur le dos.

DU SOMMEIL.

Beaucoup de femmes, mères-nourrices ou nourrices mercenaires, par mille moyens plus ou moins ingénieux, favorisent chez leurs poupons, la trop grande tendance qu'ils ont au sommeil.

Cela, pour *avoir la paix*, comme on dit.

On ne compte pas les provinces, — et c'est aujourd'hui encore l'usage malheureusement le plus répandu dans toutes nos campagnes, — où l'on berce les nouveau-nés pour les endormir. Si le bercement ne réussit pas, vite on les gorge de lait. Nous sommes hostiles à ces deux procédés.

Notre opinion est, au contraire, que l'on doit combattre chez l'enfant ce besoin de sa nature qui le pousse à s'endormir si fréquemment.

Adopter, dès les premiers jours, *des heures fixes, régulières*, quelles que soient les révoltes de l'enfant, et lui-même gagnera beaucoup au sommeil réglé qui lui aura été imposé.

Dans la journée, *deux ou trois heures au plus* suffiront, et il s'y habituera sans peine.

Et c'est ainsi que mères et nourrices, à moins qu'une maladie n'intervienne qui force à des veilles et à d'autres soins, se procureront des nuits tranquilles, aussi nécessaires à elles-mêmes qu'aux nourrissons.

ALLAITEMENT.

Nous n'embarrasserons pas ce *formulaire*, dont le seul mérite est d'être bref, de longues et compendieuses discussions sur l'allaitement de l'enfant par la *mère*, la *nourrice* et le *biberon*.

Ces trois formes, voire l'allaitement par la *chèvre* ou la nutrition par *certains féculents* étant usitées, nous donnerons la préférence à la mère, nous réservant toutefois de traiter plus loin, en leur lieu et place de la *nourrice* et du *biberon*.

LA MÈRE-NOURRICE.

Il est malheureusement trop certain que malgré sa bonne volonté, la mère ne peut pas toujours nourrir son enfant sans qu'il y ait, pour sa propre santé, de graves inconvénients. Il est inutile d'exposer ici les différentes causes qui peuvent empêcher la mère de vaquer à ces pieuses et chères occupations. Le médecin et la sage-femme seront juges de la question.

Le problème sera surtout épineux pour les femmes du monde et des villes, moins riches de sang, et naturellement de lait, que les nourrices venues des villages. Mais il ne faudrait pas ici se montrer trop exclusif.

On a vu, à Paris, des femmes qui semblaient, de prime abord, ne pas pouvoir suffire à la tâche, l'entreprendre bravement et en sortir à leur honneur.

Le médecin, avant d'autoriser la mère à nourrir, doit s'être préalablement assuré, et à fond, de son état de santé.

S'il y a affection héréditaire ou menace d'affection chronique, il s'opposera de toute son autorité aux dangereuses velléités de la malade qu'il dirige.

Tout d'abord *la mère qui nourrira*, devra surveiller la *quantité* et la *qualité* de la nourriture qu'elle prend chaque jour.

Il lui faut absolument une hygiène réglée : pas de mets échauffants ni excitants ; en un mot, rien de ce qui puisse nuire à la *nutritivité de son lait.*

Les *tétées seront espacées régulièrement*, la *nuit* et le *jour*, en dépit des petites colères, des appétits désordonnés et des fantaisies du nourrisson.

Trop de femmes, avons-nous déjà dit, gorgent leurs enfants de leur lait pour les empêcher de crier.

Dans certains cas, nous ne nous y opposerons pas trop, mais en principe, nous combattons cette faiblesse maternelle qui nuit aussi bien à la mère qu'à l'enfant.

Si la mère tombait malade pour une cause ou pour une autre, elle suspendrait immédiatement l'allaitement.

L'enfant serait alors repris par une nourrice saine et robuste.

Lorsque la mère, épuisée par un trop long exercice de ces fonctions, sera revenue à des dispositions plus favorables, elle pourra, sans inconvénient, recommencer à donner le sein.

LA NOURRICE.

Il est bien entendu que nous voulons parler ici de la nourrice salariée, mercenaire.

Le choix en sera confié au médecin ordinaire de la famille ou à une sage-femme désignée par ce dernier.

Il est rare de trouver une bonne nourrice, mais on ne saurait pousser trop loin les scrupules et employer toute sa perspicacité à déjouer les ruses intéressées des agences où se recrutent celles qui vont remplacer les vraies mères.

Le lait de la nourrice sera soigneusement *examiné, analysé.*

Ce serait aussi faire acte de prudence, et rien, dans une affaire de cette importance, n'est à négliger, que de s'enquérir discrètement sur les *parents,* les *habitudes* et le *passé* de la femme à qui l'on veut confier son enfant.

Ces garanties, qui nous semblent cependant si

naturelles, ne sont malheureusement pas prises avec assez de méthode et de maturité.

. Une fois la nourrice introduite dans la maison, on ne saurait trop exercer sur elle une surveillance de tous les instants, tout en se gardant bien de manifester aucune défiance qui pourrait aigrir cette femme.

Le poupon serait le premier à en souffrir.

La nourrice joue son rôle en allaitant l'enfant, mais il ne s'en suit pas que la mère doive, pour cela, disparaître et abandonner tous ses droits.

Si la nourrice est mariée, *lui défendre expressément d'avoir avec son mari des rapports conjugaux.*

Les nourrices à Paris! Ce serait un ouvrage à écrire, très long et très spécial, dont un simple aperçu, si nous voulions le donner, nous entraînerait hors des limites du cadre restreint dans lequel nous sommes résolus à nous enfermer.

Et cette question est encore si loin d'être vidée, que nous mettrons jusqu'à nouvel ordre sur le compte du hasard ou d'une bonne fortune inouïe la rencontre que l'on aura pu faire d'une nourrice absolument idéale.

Le prix n'y fera rien, soyez-en bien convaincues, Mesdames. Car nous avons entendu proférer cet étrange raisonnement qui serait risible, s'il n'était navrant : « Ma foi, si ma nourrice n'est pas bonne, il n'y a pas de ma faute, car je la paie assez cher pour cela. »

C'est une loterie où les billets gagnants sont presque introuvables.

LES ENFANTS A LA CAMPAGNE.

Et c'est là le sort d'un nombre incalculable de petits Parisiens.

Le nombre d'enfants que Paris envoie annuellement dans les provinces dépasse l'imagination. Combien en revient-il ?

« Le départ chez la nourrice, a dit le docteur Talbert, est la conscription des enfants ; on ne sait s'ils reviendront ni comment ils reviendront. »

Une fois que le nouveau-né a quitté les bras maternels, commencent pour lui tous les périls. Trop souvent la mercenaire qui s'est engagée à donner le sein au petit parisien confié à ses soins, oublie ses devoirs, soit qu'elle ne veuille frustrer son propre enfant du sein qui lui revient de droit, soit que ses mamelles se tarissent. Alors, au lieu de prévenir les parents, elle donne le biberon au petit étranger, tandis que les parents trop confiants continuent à lui payer le prix convenu pour l'élever au sein.

D'autre fois, et je l'ai constaté, l'enfant est tout simplement nourri avec des bouillies, des soupes, des pommes de terre.

Et les parents continuent à recevoir d'excellents renseignements de la nourrice qui vole leur argent et prépare leur enfant à la mort.

Comment s'étonner, après cela, de l'effrayante mortalité des enfants de cette condition, dans cette période de la vie ? Elle n'est pas de moins de 1 sur 3 ou 4, alors qu'elle ne devrait être que de

1 sur 6 ou 7 ; on peut affirmer, sans crainte d'exagération, qu'il meurt ainsi annuellement, pour Paris seulement, deux ou trois mille enfants qui pourraient être sauvés, sans compter les infirmités que contractent un certain nombre de ceux qui échappent à la mort. Combien de causes de dépérissement pour la population !

Nous ne voulons pas insister davantage sur cette question si controversée aujourd'hui et qui a très justement, quoique tardivement, éveillé la sollicitude de nos législateurs.

Nous aimons à croire que les bureaux de surveillance qui sont installés un peu partout et qui fonctionnent avec ensemble et régularité, feront leur possible pour enrayer le mal, mais nous sommes de ces mécontents qui réclament toujours le *mieux* et voudraient qu'en une pareille question, si importante et si vitale, on apportât de tous côtés plus qu'une réglementation banale.... de l'humanité et du dévouement.

Revenons à nos préceptes.

— Si votre enfant ne peut rester chez vous, *éloignez-le le moins possible.*

La Normandie, d'après une statistique récente et spécieuse aussi bien que le Morvan, passe pour fournir d'excellentes nourrices. Celles des environs de Paris ne sont certes pas à dédaigner, mais ont, par là même qu'elles sont très demandées sur la place, considérablement augmenté leur prix.

— A quelque distance de vous que soit votre enfant, *n'épargnez pas vos visites,* et que ces visites soient surtout *inattendues.*

Arrivez sans *crier gare!* et c'est ainsi, ce n'est qu'ainsi que vous pourrez vous faire une idée exacte de la façon dont votre enfant est soigné par la nourrice.

Car on tremble à la pensée de tout ce que ce petit être si frêle, si délicat, et qui, comme on dit, n'a pas demandé à naître, ne manquera pas de souffrir entre des mains mercenaires. Ah! nous ne saurions trop déplorer les fatalités ou plutôt les nécessités sociales qui forcent une mère à se séparer de son enfant et à le confier à des gens qui ne peuvent avoir pour lui qu'une affection ou des soins réglés sur la régularité plus ou moins problématique des paiements.

DU BIBERON.

On ne saurait dire ou penser trop de mal du *biberon*, mais son usage est aujourd'hui tellement répandu qu'il nous faut désormais le considérer comme un *mal nécessaire.*

Nous rejetons absolument le biberon à tube en caoutchouc, quelles que soient d'ailleurs les améliorations qu'on puisse lui faire subir.

Le meilleur biberon sera le plus simple, celui qui pourra le plus facilement être tenu dans un parfait état de propreté. Il sera incessamment *nettoyé* et on se donnera bien de garde de laisser *durcir le mamelon* de caoutchouc que pressent les lèvres de l'enfant.

DU LAIT. (¹)

Le choix du biberon fait, nous nous bornerons à quelques prescriptions générales indispensables en la matière.

Le *lait* sera d'abord soumis à un *examen minutieux* et que l'on ne saurait trop répéter.

L'enfant suivra le même régime qu'avec le lait de la mère, c'est-à-dire que les repas, toujours réguliers, n'excèderont pas une certaine dose qui, cependant, devra être variée selon la constitution du nourrisson.

Le lait proviendra d'une ânesse, d'une vache ou d'une chèvre.

Le lait d'ânesse se rapprochant du lait de femme, par sa constitution, aura la préférence.

Si l'on donne du lait de vache ou de chèvre, le couper pendant la première semaine avec deux fois son volume d'eau légèrement sucré et donner au nouveau-né deux ou trois cuillerées à soupe de ce mélange, toutes les 2 heures.

(1) Consulter Drouet. *De la valeur et des effets du lait bouilli et du lait cru.*
Chavanne. — *Le lait stérilisé.*

Pendant le premier mois, le lait sera coupé avec son volume d'eau, et administré à la dose de 5 ou 6 cuillerées toutes les 2 heures.

Pendant le deuxième mois, il sera coupé avec un tiers d'eau seulement et administré à la dose d'un demi-verre toutes les deux heures.

A partir du troisième mois, à moins d'indications contraires, il sera administré pur, à la dose d'un verre environ jusqu'au sixième mois, ou mieux jusqu'à l'apparition des premières dents. A cette époque seulement, le lait pourra être remplacé *en partie* par de légères bouillies.

L'eau destinée au coupage sera de l'eau bouillie et battue à l'air pour lui rendre les gaz perdus par l'ébullition.

Ici se dresse une question que nous ne pouvons passer sous silence.

Le lait sera-t-il donné tel qu'il sort du pis de la vache, bouilli ou stérilisé ?

Le lait sera naturel tel qu'il sort du pis de l'animal et légèrement tiédi au bain-marie.

Dans le cas seulement où le lait serait d'une pureté douteuse, ou proviendrait d'un animal dont la santé laisserait à désirer, il sera bouilli, ce qui suffira à le rendre inoffensif.

Quant au lait stérilisé, il faut le considérer comme un aliment pouvant rendre des services dans certains cas, mais n'ayant plus que le nom de commun avec le lait ordinaire, sortant du pis de l'animal, liquide normal, dont la stérilisation a transformé la constitution.

Toutefois, pour être juste, nous devons reconnaître que certains enfants s'en accommodent très bien ; mais nous ne saurions admettre que, sous prétexte qu'ils sont stérilisés, on fasse absorber à des enfants des laits conservés depuis plusieurs semaines et même plusieurs mois dans des flacons, où ils finissent par s'altérer.

Le lait devra être stérilisé chaque jour dans la famille même, au moyen d'un de ces appareils mis aujourd'hui à la portée des bourses même les plus modestes.

Les flacons contenant le lait stérilisé seront

d'un volume assez petit pour ne contenir que la quantité de lait nécessaire à une tétée contenue dans ce flacon débouché perdant les bénéfices de la stérilisation.

Les farines de céréales, les fécules en bouillies, la soupe au pain avec sucre ou sel, le lait de poule, la soupe aux biscottes de Bruxelles sont aussi très généralement employées comme auxiliaires de l'alimentation, et parfois l'enfant semble bien s'en accommoder. Nous ne les admettons pas, répétons-le, avant l'apparition des premières dents, et qu'on y fasse bien attention, ces aliments ne sont que des *auxiliaires* et remplacent mal le lait quel qu'il soit, à plus forte raison le sein de la mère.

Ils *trompent la faim*, mais ne l'assouvissent pas.

DES PESÉES.

C'est le moment de signaler un moyen que la science moderne a découvert ou du moins introduit tout récemment dans ses études sur le développement ou les diverses évolutions que les enfants affectent et subissent si rapidement.

Nous voulons parler de la *pesée*.

Une pesée hebdomadaire est le plus sûr moyen de se rendre compte de l'état de santé d'un nourrisson.

L'enfant devant augmenter d'une moyenne de 25 à 30 grammes par jour pendant les cinq premiers mois, de 15 à 20 grammes environ pendant les dix mois suivants, la balance révélera les écarts qui se produiront et le médecin prévenu en trouvera la cause dans l'état de la nourrice, dans quelque défectuosité du système d'alimentation ou dans quelque affection dont l'enfant est menacé.

SEVRAGE DE L'ENFANT.

L'époque du *sevrage* sera tout indiqué par la *dentition* plus ou moins rapide de l'enfant.

D'une manière presque générale, on peut fixer cette époque vers le *seizième* ou *dix-septième* mois.

Le nourrisson compte à ce moment *seize dents* et semble tout préparé pour une autre nourriture.

Les enfants les moins difficiles à sevrer sont ceux qui, pendant leurs tétées, ont été accoutumés à *manger des bouillies*.

Pour ceux qui n'ont pas contracté ces habitudes, il est indispensable d'user des plus grands ménagements.

On verra d'ailleurs quelles dispositions apportera l'enfant pour cet abandon si difficile du sein de la mère ou de la nourrice.

S'il ne s'y montre pas trop hostile, on peut brusquer le dénouement ; sinon on l'en éloigne petit à petit, en frottant le mamelon d'*aloès* ou de *gentiane* délayées dans de l'eau.

Après le sevrage, faire usage des bouillies de Phosphatine Fallières, de la soupe au pain, faire manger un œuf à la coque au milieu de la journée, des confitures, mais sans abus ; un peu de chocolat, et, dans l'intervalle, pour amuser l'appétit de l'enfant, un croûte de pain sec. Le nourrisson, dépossédé de son biberon naturel, se trouvera bien de la régularité de ses nouveaux repas, dont on augmentera la valeur suivant les progrès de l'âge.

Les aliments gras doivent être proscrits jusqu'à la fin de la deuxième année.

DE LA DENTITION.

Le sujet mérite qu'on y insiste. Attaqué violemment, l'enfant se défend comme il peut, et, presque toujours en proie à une fièvre ardente, il ne cesse d'exprimer sa douleur par des cris ininterrompus et des mouvements brusques et saccadés.

Chez quelques nourrissons, la dentition a pu se produire sans phénomènes trop douloureux.

On trouvera même dans la grave histoire écrite par des gens rassis et dignes de foi, des exemples d'enfants qui seraient nés avec une ou deux dents. Le phénomène a pour lui d'imposantes autorités qui ébranlent notre scepticisme mais sans complètement le désarmer.

(1) Consulter Poinsot : *Les accidents de la première dentition.*

Est-ce bien ici le lieu de dire que toutes les monstruosités sont dans la nature?

Nous en convenons, des cas se sont produits de dentitions faciles chez quelques sujets privilégiés, mais comme le cas contraire est précisément le cas général, nous croyons devoir insister sur cette maladie toute particulière, trop fréquemment cause des désordres organiques que la médecine la plus retorse a bien du mal à conjurer.

C'est vers le *sixième* ou *septième* mois qu'apparaît la *première dent* du poupon, cette première dent si joyeusement saluée par toute la famille et si régulièrement exploitée par toutes les nourrices.

Car chez ces mercenaires, rien n'est négligé de ce qui peut être une source de gains et de bénéfices.

Puis à cette *incisive* succèdent d'autres incisives, puis, après les *petites molaires*, les *canines*, et finalement les *quatre dernières molaires*.

On peut dès lors compter que l'enfant a *vingt mois*.

Là ne s'arrêtera pas le long travail de la dentition, mais comme il sera ultérieurement inoffensif, nous nous dispenserons d'en parler, en dépit des quelques douleurs qu'il peut encore provoquer.

L'enfant vient d'atteindre le vingt-sixième mois.

La première dentition comprenant les dents de lait, est achevée; il possède alors 20 dents qui se sont présentées dans l'ordre suivant : (Il s'agit de la dentition normale) :

Vers le 6e mois les deux incisives centrales de la machoire inférieure.

»	7e	»	»	»	»	supérieure.
»	8e	»	»	latérales	»	»
»	9e	»	»	»	»	inférieure.
»	12e	»	premières molaires		»	»
»	13e	»	»	»	»	supérieure
»	18e	»	»	canines	»	inférieure
»	19e	»	»	»	»	supérieure.
»	24e	»	dernières molaires		»	inférieure.
»	26e	»	»	»	»	supérieure

Pendant ces différentes périodes de la dentition, l'enfant, comme nous l'avons dit, est dans un continuel état de surexcitation. On le calme un moment avec des *jouets en ivoire*, des *racines d'iris*, etc., et si la dent tardait trop à se montrer, on pourra en faciliter la sortie par une légère incision pratiquée à l'aide de l'ongle. Ce procédé très simple n'est pas nouveau ; mais il a cette curiosité de nous avoir été légué par le célèbre Ambroise Paré.

Parfois il sera utile de calmer le prurit des gencives avec de légères et fréquentes frictions au moyen du doigt mouillé d'un sirop de dentition. Voici la formule facile à faire exécuter à laquelle nous donnons la préférence :

Chlorhydrate de cocaïne...... 10 centig.
Hydrate de chloral............ 1 gr.
Sirop de safran .... 10 gr.

Veiller assidûment à ce que l'enfant ne puisse prendre et porter à sa bouche tout ce qui lui tombe sous la main. La plupart des jouets, voire des confiseries, destinés aux bébés, peuvent être composés ou revêtus de substances toxiques dont l'ingestion volontaire ou involontaire amènerait dans l'organisme de l'enfant de très graves désordres.

Les matières trop dures ou à arêtes trop pointues devront être aussi écartées de ses gencives si délicates.

En terminant cette partie de notre travail, nous répétons que nous avons avec préméditation rejeté loin de nous tout ce qui pouvait distraire nos lectrices d'une application pratique et immédiate.

Notre formulaire s'arrête donc ici, et nous serons aussi bref dans la nomenclature des maladies qui peuvent atteindre l'enfance que dans l'exposition des procédés curatifs, nous bornant à signaler, ou si l'on veut, à ordonner ceux que nous croyons être les plus efficaces, aidant toutefois notre propre expérience de celle de nos confrères qui, comme nous, se sont préoccupés de cette si grave et si vitale question.

DEUXIÈME PARTIE

LES
MALADIES DE L'ENFANT

On comprendra facilement que notre catéchisme, borné à dessein aux prescriptions les plus
élémentaires, ne saurait aborder un examen minutieux de toutes les maladies auxquelles sont
d'ordinaire sujets les enfants en bas âge.

Il suffira d'en énumérer quelques-unes, les plus
habituelles, de celles qui, généralement, frappent,
depuis la naissance jusqu'à la formation complète
et le développement rationnel des organes, les tout
petits qui sollicitent notre attention.

Ces affections, si nombreuses et si terribles, nous
pourrions au besoin les ranger par catégories, au
fur et à mesure qu'elles se produisent et dans l'or-

dre quasi réglé où elles viennent assiéger l'enfant ; mais, notre prétention n'étant pas d'apprendre à la mère à se substituer au médecin, nous n'avons pas à les décrire scientifiquement et pour ainsi dire méthodiquement.

LE CRI DE L'ENFANT.

Le médecin appelé auprès d'un enfant doit être doué de qualités toutes particulières qu'il n'acquiert que par l'étude et l'observation de tous les jours.

Nous ne pouvons en exiger autant de la mère ; mais il est cependant certaines connaissances qu'elle doit posséder, si elle veut remplir tout entier son rôle de garde-malade et d'auxiliaire du médecin.

Rien du petit malade ne doit lui échapper, ni l'attitude, ni le geste, ni le cri, surtout le cri, et c'est sur ce point, tout en tenant compte d'autres manifestations, que nous insisterons dans ce chapitre préliminaire.

L'enfant ne parle pas.

Il ne peut répondre aux questions que l'on voudrait bien lui poser.

Il a cependant une manière à lui d'exprimer ses souffrances.

Les maladies nerveuses ont leurs convulsions où les membres et les articulations se raidissent, se tendent.

Les maladies internes se traduisent souvent de la même façon, mais elles se perçoivent beaucoup plus sûrement par les sons qui viennent de la gorge de l'enfant. Et c'est ce qu'il faut observer avec un soin tout particulier.

« Le cri, dit encore M. le Professeur Bouchut, présente des caractères particuliers faciles à saisir, mais impossibles à décrire, caractères spéciaux à certaines passions, à certaines douleurs morales et à certaines souffrances physiques. »

Le cri, dès la naissance, est-il faible, c'est que l'enfant est né à peine viable.

Le cri est-il étouffé, plaintif, et se produit-il à la fin de l'expiration, concluez à une affection des bronches, bronchite, broncho-pneumonie ou pneumonie.

Le cri aigu, fort, unique, vient sans nul doute d'une affection cérébrale.

Le cri prolongé indique la douleur en général, mais s'il s'accompagne de mouvements des jambes, de contraction passagère de la face, il indique une souffrance de l'abdomen due à des coliques, à des vents ou à de l'entéro-colite.

Le cri rauque appartient exclusivement au croup ou à une affection du larynx. Nous en reparlerons.

Il existe encore chez les enfants d'autres façons d'exprimer par des cris les souffrances auxquelles ils sont en proie, mais ils appartiennent à des cas ou trop particuliers ou trop généraux.

Quoiqu'il en soit, nous appelons l'attention des parents sur ces diverses manifestations de leurs enfants et, dès que le cri ne leur semblera pas naturel, il sera opportun de recourir à la médecine.

COLIQUES.

L'enfant est soumis à d'incessantes coliques, à de terribles contorsions qu'il ne faut pas traiter à la légère.

On appellera le médecin qui, selon le cas, dictera le traitement topique. Il en est pourtant un que la mère peut elle-même, en attendant, appliquer au patient. C'est, sur le ventre, une friction douce d'huile de camomille camphrée chaude, friction souvent renouvelée. L'opération faite, on n'oubliera pas une compresse légère de flanelle ou simplement d'ouate.

On fera tout pour éviter la constipation, cause fréquente de tous ces troubles organiques. A cet effet, un simple lavement d'huile ou de glycérine donné au moment opportun suffira.

CONVULSIONS.

Les convulsions peuvent se produire chez les enfants à la suite de la vaccination et surtout pendant la dentition. Toute cause irritant la peau ou les muqueuses, comme une piqûre d'épingle, l'inflammation produite par un emplâtre, un vésicatoire, peuvent engendrer des convulsions. D'autres causes encore peuvent les provoquer, comme par exemple la qualité du lait de la nourrice, et très fréquemment, *l'état d'humeur* de celle qui donne le sein.

Elles ne font souvent que précéder l'éclosion d'une fièvre éruptive : rougeole ou scarlatine et cessent dès que l'éruption a commencé.

Enfin, il y a là aussi une question d'hérédité que nous ne pouvons développer dans le simple résumé que nous offrons au public.

Chercher à éviter les causes de la convulsion, si elles sont connues. Dans tous les cas, veiller à la liberté du ventre, et administrer, s'il y a lieu, un lavement émollient en attendant le médecin.

VÉSICATOIRES.

Nous l'avons dit plus haut, la douleur et la fièvre provoquées par la révulsion des emplâtres de cantharides, tout aussi bien que la cystite, dues à la même cause, engendrent fréquemment chez les petits enfants des troubles nerveux. Pour éviter ces complications toujours sérieuses chez des êtres d'autant plus sensibles que tout cela se passe dans le cours d'une maladie, voici la manière de procéder lorsque le médecin fait appliquer des vésicatoires.

L'emplâtre ne reste appliqué que pendant deux heures chez les tout petits dans la 1re et la 2e années et 4 heures au delà de cet âge. Après ce laps de temps, l'emplâtre sera enlevé, même si la vésication ne paraît pas commencée, et sera remplacé pendant 3 heures par un cataplasme de farine de lin très chaud. Enfin, le pansement ordinaire avec vaseline ou cérat aura lieu, après avoir percé les phlyctènes avec une aiguille ou la pointe des ciseaux pour en faire écouler le liquide.

Jamais, dans aucun cas, n'enlever la peau soulevée par la vésication.

Grâce à ce procédé, la vésication s'achève lentement et sans douleur, sous l'influence du cataplasme, et les accidents signalés plus haut ne sont plus à redouter.

BRONCHITE, PNEUMONIE, BRONCHO-PNEUMONIE.

Les affections des bronches sont très fréquentes chez les jeunes enfants. Un léger refroidissement, un changement brusque de température, le transport du bébé d'une chambre à une autre moins chauffée, et le voilà atteint de bronchite légère ou rhume. Une toux sèche d'abord, quinteuse, puis plus humide et grasse, caractérisent ce premier degré d'inflammation qui peut être engendré également par la propagation de l'inflammation pituitaire (rhume de cerveau) à la gorge, puis aux bronches.

Des bottes d'ouate enveloppant les jambes, l'application de quelques cataplasmes sinapisés sur le dos et la poitrine, quelques cuillerées à café de sirop de Tolu, la suppression des sorties suffisent généralement pour amener la guérison.

Il n'en sera pas de même si l'inflammation est plus accentuée; la respiration embarrassée, la toux plus opiniâtre et plus fréquente, la fièvre, demanderont un traitement plus sérieux, tel que l'application de vésicatoires, lorsque le médecin en jugera l'opportunité.

La *pneumonie*, et la *broncho-pneumonie* ressemblent fort, au début, à une bronchite grave; le médecin seul, par l'auscultation des petits malades, saura différencier ces affections.

Sans rien dire ici du traitement de ces deux affections qui se rapprochent en plus d'un point, de celui de la bronchite, nous insisterons sur la nécessité de ne pas tenir les enfants au lit, couchés toujours sur le dos ou sur le même côté, ce qui augmente l'engouement pulmonaire et ne fait qu'aggraver le mal.

L'enfant sera au contraire couché tantôt sur le côté droit, tantôt sur le côté gauche, et même sur le ventre, si possible. Mais le mieux sera de tenir l'enfant assis sur le bras, ou appuyé contre la poitrine, la tête sur l'épaule, et même de le laisser dormir dans cette position. Je connais beaucoup d'enfants qui doivent à cette précaution de n'avoir pas succombé à la broncho-pneumonie.

COQUELUCHE.

Quel enfant n'a eu la coqueluche? Ce mal n'épargne ni garçons, ni fillettes.

Aussitôt atteint, l'enfant est pris d'une toux sèche qui, dans le début, pourrait faire penser à la bronchite; mais l'erreur ne saurait longtemps subsister, car cette toux devient rapidement convulsive et revient par accès. Alors chaque accès comprend deux au trois quintes successives, séparées par un repos de quelques secondes. Les quintes elles-mêmes sont entrecoupées d'inspirations

bruyantes imprimant à l'affection un cachet particulier.

A la fin de chaque accès, l'enfant vomit généralement des mucosités filantes, puis il reste abattu,
il pleure, car la toux qui secoue ce pauvre petit
corps, l'agite tout entier de contractions spasmodi-
ques. On voit même des cas où le sang, pendant
les quintes, s'échappe par la bouche, le nez et les
oreilles.

Très contagieuse, la coqueluche exige donc l'i-
solement absolu du petit malade. Souvent grave,
elle nécessite l'intervention du médecin. Ne traitez
jamais à la légère cette affection ; n'exposez pas le
malade au froid ou à l'air humide, gardez-le à la
chambre pendant la première période de la maladie, afin d'éviter les complications du côté des
bronches.

Le changement de localité peut être utile, surtout parce qu'il soustrait l'enfant au milieu conta-
miné.

DIARRHÉE.

Il est difficile d'assigner une cause exacte à la diarrhée. Elle provient le plus généralement d'une inflammation des intestins due à différentes causes qui ne sont pas encore bien définies, mais parmi lesquelles le biberon, ou une mauvaise alimentation tiennent le premier rang.

Quoiqu'il en soit, la plupart des enfants y sont sujets et nous ne saurions trop appeler la sollicitude des mères sur cette affection à laquelle enfants paient un si redoutable tribut.

Il est facile de reconnaître chez le sujet, l'approche ou la présence du mal. En général, dès qu'il en a ressenti les premières atteintes, il se produit chez lui une agitation toute particulière. En même temps que le corps se ploie ou se plie, la physionomie se contracte. Pendant le sommeil, des soubresauts réveillent le malade, et il ne cesse de se plaindre. L'appétit est presque suspendu. Les selles ont une couleur verdâtre qui suffit à dénoncer la nature de la maladie.

Si elle n'est soignée immédiatement, si elle n'est prise à ses débuts, la diarrhée peut avoir les plus graves conséquences.

Souvent il suffit de donner une nourrice à l'enfant élevé au biberon pour arrêter le mal. Si déjà il mange, se contenter de lui donner des bouillies légères, de la phosphatine, du lait, de l'eau panée.

Dans tous les cas, frictionnez le ventre avec de l'huile tiède, recouvrez-le d'une flanelle ou d'une feuille d'ouate jusqu'à ce qu'arrive le médecin qui prononcera sur la gravité du cas et donnera les ordres ultérieurs.

Une superstition populaire veut que la diarrhée soit l'inévitable compagne de la dentition, et qu'elle en rende même les souffrances plus tolérables. C'est faux.

DYSENTERIE.

Les cas de dysenterie, heureusement, sont fort rares chez les enfants. On a tort, quand il survient une colique quelconque, de crier à la dysenterie, mais toutes les précautions n'en sont pas moins bonnes à prendre.

Dès que le fléau a fait son apparition, l'enfant est en proie à de violentes coliques qui le secouent, et il traduit ses souffrances par des cris aigus et des gestes fébriles.

La couleur sanguine de ses selles, ressemblant parfois à un peu de blanc d'œuf mélangé à des filets de sang, est une précieuse et certaine indication.

Des petits lavements d'eau amidonnée peuvent être administrés dès le début de l'affection, en attendant le médecin, et suffiront généralement pour enrayer le mal.

Une médication aussi simple qu'efficace, dans les cas de diarrhée ou de dysenterie consiste à faire boire à l'enfant, une ou plusieurs fois par jour, suivant la fréquence des selles, une infusion de feuilles de ronces dans laquelle on délaye une cuillerée à café d'amidon.

Souvent j'ai vu ce simple remède réussir là où toutes les autres médications avaient échoué.

ENTÉRO-COLITE ET DIARRHÉE CHOLÉRIFORME.

Lorsque la diarrhée est liée à une inflammation du tube digestif, elle constitue l'affection désignée sous le nom d'entéro-colite qui diffère d'une simple diarrhée par la fièvre, assez intense qui l'accompagne, l'accroissement rapide du nombre des selles, et la coloration, verdâtre de celles-ci. Aussi, dès *son apparition*, quelle que soit d'ailleurs la différence diagnostique qu'apportera le médecin, il faut la traiter comme une simple diarrhée, partant de ce principe qu'il est facile d'arrêter le mal à son début et avant qu'il n'ait fait des progrès.

Si l'estomac est lui-même atteint, les vomissements l'indiqueront (gastro-entérite).

Cette affection est le plus souvent inhérente à l'allaitement du biberon ou à un mauvais régime.

Combattre les vomissements en diminuant ou même en supprimant momentanément le lait qui sera remplacé pour une eau minérale, comme l'eau de Vals.

Après cessation des vomissements, revenir à l'alimentation ordinaire en ajoutant progressivement à chaque tétée un peu plus de lait à l'eau minérale. Il suffira parfois d'ajouter au lait de l'eau de Vichy (Célestins).

D'autres fois, les symptômes sont tellement violents dès le début, qu'ils rappellent le choléra, d'où le nom de *choléra infantile*, entérite-cho300-riforme, donné à cette forme.

Le médecin seul devra diriger le traitement dans ces cas graves. Mais, au-dessus de tous les traitements, il en est un qui occupe le premier rang et que l'on hésite trop à appliquer ; je veux parler du changement de sein, si le lait de la mère ou de la première nourrice ne paraît pas offrir toutes les garanties possibles. Si l'enfant est au biberon, il faut supprimer sans pitié ce substitut bâtard du sein de la mère, en le remplaçant par une nourrice. On ne saurait être trop radical.

INCONTINENCE D'URINE.

Nous n'apprendrons rien à nos lectrices en constatant que tous les enfants sont naturellement sujets à cette affection.

Nous ne pouvons cependant nous empêcher de témoigner quelque surprise de ce qu'on n'y prenne pas garde davantage, étant donné que c'est là un point essentiel d'hygiène sur lequel nous ne cesserons d'appeler l'attention des intéressés.

L'incontinence d'urine n'a pas lieu de nous étonner chez les enfants d'un tempérament faible et lymphatique, mais on la rencontre aussi chez des sujets parfaitement doués, à chairs roses et fermes, à santé florissante; on ne doit donc pas légèrement conclure.

On a vu cette maladie persister chez des garçons et des filles jusqu'à l'âge de vingt ans.

Il ne faut cependant pas trop s'alarmer de la présence de cette affection chez l'enfant. Il n'en souffre pas, surtout si on a soin de le nettoyer fréquemment.

Multiplier les douches et les bains froids. Habituer de bonne heure l'enfant à uriner quand on procède à sa toilette. Plus tard le médecin interviendra, s'il le faut, pour administrer des ferrugineux ou des bromures, voir même dans certains cas rebelles user de la suggestion.

Et comme, dans le cas qui nous occupe, on a souvent à lutter contre la mauvaise volonté de l'enfant, nous nous déclarerons nettement partisans d'un système d'intimidation qui, sans être outré, ne peut manquer de réussir.

En général, l'enfant boira peu au repas du soir.

Un peu de café noir dans la journée ne peut non plus manquer de produire un salutaire effet.

MUGUET.

On appelle de ce nom, ou encore *millet*, une affection parasitaire qui apparaît souvent dès la naissance de l'enfant, et se caractérise par un champignon spécial. Cette affection se localise d'abord dans la bouche qui semble être poudrée d'une matière blanche.

La langue en est aussi recouverte, et si le malade n'est pas soigné à temps, le muguet envahira les intestins où se produiront alors les plus graves perturbations.

Les enfants débiles sont généralement les tristes privilégiés du muguet. Ceux qui sont privés des soins de propreté que réclame leur âge en sont presque toujours atteints.

Bien que cette maladie ne soit pas regardée comme essentiellement contagieuse, elle peut nonobstant se communiquer d'enfant à enfant par le contact.

Les médecins ne sont pas tous d'accord sur l'origine du muguet. On l'attribue à un végétal rudimentaire de la nature du champignon, et l'enfant, comme la vigne, aurait son *oïdium*.

En tout cas, il faut examiner souvent la langue de l'enfant, et si la surface en est rouge, chaude, granuleuse, on peut conjecturer que l'*oïdium*, en question, opère son travail d'envahissement.

L'enfant qui tète doit être spécialement surveillé.

Il sera bon, avant et après chaque tétée, de faire laver le mamelon de la nourrice, au bicarbonate de soude dilué ou avec de l'eau de Vichy.

De même pour le biberon, si biberon il y a.

On emploiera pour ce nettoyage, l'eau chaude saturée de soude en cristaux.

On a jusqu'ici employé avec fruit le badigeonnage au borax en poudre ou dans la glycérine, et, en fin de compte l'eau de Vichy.

Il est facile de prévenir le mal en surveillant le lait que boit l'enfant (éviter l'acidité), et les organes de succion, sein de la mère et de la nourrice, ou biberon.

GOURME.

Le public auquel nous nous adressons, n'aurait que faire des mots *impetigo* ou *eczéma* qui sont les noms médicaux de ce qu'il continue lui, à appeler *gourme*. Nous ne ferons donc pas ici la différence des termes, nous réservant, quand on nous mandera auprès du malade, d'appliquer tel ou tel mode de traitement qui conviendra à telle ou telle manifestation de cette éruption particulière.

Il importe tout d'abord de détruire radicalement les légendes auxquelles la *gourme* a donné naissance. Nous ne pouvons énumérer, tellement ils sont nombreux, les *remèdes de bonnes femmes* dont on se sert encore dans plusieurs de nos provinces. Il est surtout une tradition contre laquelle nous nous élèverons de toute notre autorité, celle de laisser croître sur la tête et sur différentes parties du corps les *croûtes* caractéristiques de cette affection.

Outre que ce manque déplorable de propreté peut amener dans la santé de l'enfant, par la corruption du sang, une maladie dont il ne se guérira que longuement, il contribue puissamment au développement d'une vermine très encombrante et très malpropre.

Donc, chez tout sujet qui est atteint de la *gourme*,

7*

combattez activement le fléau (d'ailleurs facilement vaincu si vous vous y employez avec activité) et chassez de sa tête, de son front, de son nez, de ses yeux, sièges ordinairement envahis, ces croûtes jaunâtres, asile de la vermine, et cause pour le patient d'insupportables démangeaisons.

Faites sécher, au moyen de poudre d'amidon, de riz, de fécule de pommes de terre ou d'oxyde de zinc, ce hideux calus qui défigure votre enfant et, une fois qu'il en sera débarrassé, veillez, à l'aide des soins de propreté les plus minutieux, à ce que la gourme ne reparaisse plus.

Ce n'est qu'à ce prix que cette affection sera absolument inoffensive.

VERS.

Comme rien de ce qui intéresse la santé des enfants, même les plus répugnantes nécessités, ne saurait être indifférent aux mères, il ne leur serait pas inutile d'examiner au microscope, de temps à autre, les matières fécales de ces innocentes créatures.

Elles y découvriraient des œufs et des embryons de vers qui les fixeraient tout de suite.

De ces vers on distingue trois espèces qui ne peuvent d'ailleurs se confondre :

1° *L'ascaride lombricoïde*, espèce de *lombric* qui a de grands rapports avec le ver de terre.

Il atteint jusqu'à 20 centimètres de longueur.

Peu d'enfants échappent à cet hôte incommode et désagréable, mais peu dangereux, pourvu toutefois qu'on l'attaque dès son apparition.

Ils ont leurs saisons, l'été et l'automne, comme ils ont aussi leurs victimes qu'ils choisissent parmi les enfants débiles et scrofuleux.

L'enfant qui a des vers se frotte fréquemment le nez, mais il ne faut pas voir là un symptôme certain de leur présence ; souvent il est pris de convulsions. Il est pâle et d'un appétit irrégulier.

Il s'agit donc de le débarrasser de cet ennemi caché, et pour cela, on fait prendre au malade une infusion de 8 gr. de mousse de Corse, dans une tasse de lait bue le matin, à jeun.

On n'usera de la santonine que sur le conseil du médecin.

2° *L'oxyure* ou *oxyure vermiculaire*, petit ver blanc, filiforme et long de quelques millimètres, qui habite le rectum.

Quand vous verrez votre enfant porter avec insistance les mains à *l'anus* et au *rectum* et se gratter impatiemment comme pour combattre une démangeaison trop vive, soyez convaincu que l'oxyure a fait son apparition.

Cet animal, ou plutôt ce parasite, se multiplie avec une effroyable facilité. Il faut donc sévir contre ses débordements sans retard et sans faiblesse.

Nous préconiserons, nous aussi, une décoction de deux gousses d'ail ou encore une infusion de 8 gr. d'herbe d'absinthe dans un lavement.

M. le docteur Bouchut, qui fait autorité en la matière, recommande de macérer les gousses d'ail dans du lait (toujours en lavement). On emploie aussi le calomel en suspension (30 centigrammes dans un jaune d'œuf).

Un remède populaire qui manque rarement son effet, consiste dans un lavement avec une décoction d'une cuillerée à soupe de suie de bois dans la quantité d'eau nécessaire.

3° Le *tenia* ou *ver solitaire*, dont la présence est signalée chez l'enfant par des coliques aiguës, des vomissements qui vont quelquefois jusqu'au sang, une diarrhée violente et surtout l'amaigrissement d'autant plus remarquable que l'appétit du malade, loin d'avoir diminué, s'est augmenté dans d'invraisemblables proportions.

Il est donc difficile de se méprendre sur la nature des souffrances qui éprouveront l'enfant.

Remarquez bien que le *tenia* se garde bien de paraître pendant que l'enfant est au sein et au biberon; ce n'est que plus tard, alors que l'on commense à le nourrir avec de la viande, surtout avec des viandes mal cuites, le germe du tenia existant très vivace et presque inévitable dans la viande de bœuf digérée crue.

Observez avec attention les selles du petit boulimique.

Vous y trouverez des tronçons, détachés par l'effort du long ver qui le tourmente; mais vous n'aurez de repos que quand la tête du monstre aura paru.

N'espérez pas qu'elle sortira de son plein gré.

Jadis la médecine avait peu de prise contre cette affection, dont l'empirisme s'était emparé au détriment des gens crédules.

Et les mères ne sont-elles pas toujours trop crédules, quand il s'agit d'épargner à leur enfant la plus légère des souffrances?

On n'a guère aujourd'hui que l'embarras du choix entre la *racine de fougère mâle*, le *saoria*, le *latzè*, le *kousso* ou la *racine de grenadier*, administrée dans une proportion que le *médecin indiquera*.

La dose de *kousso* ou de *racine de grenadier* ingérée, on fera prendre quelque temps après (deux heures au plus, selon les dispositions et le tempérament) un purgatif d'huile de ricin.

Tous ces médicaments sont assez difficiles à faire prendre aux enfants, et pas plus que la *Pelliérine*, si fréquemment employée aujourd'hui, ils ne sont sans danger. Nous leur préférons les *semences de potiron*, mangées à jeûn à la dose de 20 à 30 grammes, selon l'âge.

C'est au médecin seul à faire un choix.

LE CROUP.

Le croup! Il est peu de mots, dans la langue médicale qui aient, dans le cœur des mères, s'il vient à être prononcé subitement devant elles, un plus funèbre retentissement.

C'est comme un glas de mort qui sonnerait à leurs oreilles, et leur épouvante est réellement justifiée par le nombre incalculable de victimes que compte à son actif cette fatale affection.

Cette maladie, qui a tant occupé les médecins, est très délicate à constater dans ses commencements. Les progrès en sont sournois, et, à part une fièvre légère dont l'enfant souffre peu, puisqu'elle ne l'empêche ni de rire, ni de s'amuser et qu'elle n'enlève rien à sa bonne humeur, on ne sait vraiment à quel prodrôme se fixer.

Puis tout à coup le petit malade se met à tousser avec un enrouement marqué de la voix. Cela peut passer, aux yeux des plus habiles, pour un simple rhume.

La voix devient de plus en plus rauque et sifflante. Comme affolé, l'enfant se jette dans les premiers bras qui lui sont ouverts. Il cherche une protection contre l'affreux mal qui l'étouffe, car l'asphyxie ne va pas tarder à venir, et ce qui trompe souvent les intéressés, c'est que cette *asphyxie latente* est accompagnée d'un calme relatif, qui n'est autre chose qu'une complète *anesthésie*.

Il est évident que nous ne pouvons suivre ici, non plus que consigner les différentes théories qui ont été émises sur le croup.

Nous nous contenterons de résumer les observations les plus à la portée de la main et de l'intelligence des personnes qui nous lisent.

Le croup n'est, à proprement parler, qu'une *angine maligne* qui s'attaque au larynx et aux bronches, ces deux organes essentiels de la respiration.

Obstrués par des membranes superposées et couvertes d'un exsudat gluant, les conduits respiratoires ne fonctionnent plus et amènent infailliblement, comme il a été dit plus haut, l'asphyxie du pauvre petit être.

Qu'on y veille donc bien, et surtout que l'on évite au frêle poupon et à l'enfant les froids humides et les brusques variations de température.

Dire que le croup ne pardonne pas serait aller beaucoup trop loin ; mais tout en évitant de semer l'alarme dans les familles, nous ne pouvons pas non plus leur dissimuler la fréquence du mal, sa contagion et la mortalité qu'il provoque.

Il importe que le médecin soit prévenu dès les premiers symptômes, dès que se produit un gonflement, une rougeur de la gorge ou un simple enrouement. La mère, si le médecin tardait à venir, pour une raison ou pour une autre, pourra faire vomir son enfant en lui donnant toutes les cinq minutes une cuillerée à café de sirop d'Ipéca dans les premiers mois de la vie, et lorsque l'enfant sera plus âgé une cuillerée à café toutes les cinq minutes (jusqu'à vomissement), du mélange suivant :

Poudre d'Ipéca........ 1 gr.
Tartre stibié.......... 0, 05 centig.
Eau sucrée........... 30 gr.

Appliquée à temps, cette médication facilitera quelquefois la tâche du médecin, auquel on aura bien soin de montrer les matières rejetées.

FAUX CROUP.

Au milieu de la nuit, l'enfant qui semblait dormir avec calme, est subitement éveillé par un accès de suffocation, accompagné d'une toux rauque et sonore ; il s'assied sur son lit, les yeux hagards comme s'il allait étouffer.

Jeunes mères, gardez votre sang froid, il y a

dans cet accès trop de tapage pour qu'il y ait grand danger. Le croup n'a pas de ces allures brusques, il vient sournoisement; ses débuts sont insidieux.

Le faux croup ou *laryngite striduleuse*, est presque toujours provoqué par un refroidissement; il n'est pas rare non plus de l'observer au début des fièvres catarrhales, grippe, rougeole, et même dans la période d'invasion de la coqueluche.

Un vomitif, l'application d'un cataplasme sinapisé sur la poitrine, des boissons chaudes, lait ou infusion pectorale, suffisent généralement pour calmer l'accès. A son arrivée, le médecin n'aura le plus souvent qu'à donner les premiers conseils pour juguler ou atténuer la maladie dont le faux croup annonce l'invasion.

ANGINES.

Nous avons déjà fait observer, et nous ne saurions trop y insister, que la gorge de l'enfant est d'une délicatesse et d'une sensibilité telles qu'elle est sujette à de multiples affections.

L'angine, sous toutes ses formes, envahira donc ce frêle organe, que l'on ne saurait trop surveiller.

Avec les autorités les plus compétentes de la médecine moderne, distinguons trois espèces d'angines, que nous classerons suivant leur gravité :

1° *L'angine catarrhale*, un simple mal de gorge auquel il ne faut pas attacher trop d'importance, mais qui, s'il n'est pas soigné à temps, peut dégénérer en bronchite.

Bains de pieds à la farine de moutarde et, s'il y a des mucosités dans la gorge, badigeonnages avec de la glycérine boratée.

Les jambes devront être chaudement enveloppées de coton cardé ou de laine, puis recouvertes de taffetas gommé.

2° *L'amygdalite* est généralement précédée d'une fièvre de courte durée mais qui agite fortement le malade. On voit alors les amygdales rougir et gonfler. Comme pour l'angine catarrhale, bains de pieds de savon ou de moutarde, vomitif, repos absolu et badigeonnage dès les premiers mois de la vie avec le collutoire boraté.

3° *L'angine couenneuse* exerce sur les enfants de terribles ravages. Elle les guette et les poursuit jusqu'à dix ans, et au-delà.

Outre quoi, elle est essentiellement contagieuse et se propage avec une déplorable célérité.

Les enfants d'un même village en peuvent, l'un après l'autre (sans excepter les adultes), être frappés dans l'espace de quelques jours. On comprendra donc que nous insistions un peu plus sur cette grave maladie.

Elle prélude généralement par un malaise général, des vomissements et même de la diarrhée, comme si l'empoisonnement précédait tout symptôme local, puis le sujet tombe dans une prostration dont il est difficile de le faire sortir. Rien ne le tente, ni des mets qu'il préférait, ni des jouets auxquels il était accoutumé. S'il ne mange pas, il ne boit pas davantage, parce que la déglutition l'incommode et le fait souffrir. La gorge, le nez, l'œsophage sont successivement envahis par des plaques grisâtres d'une épaisseur variable, et qui enveloppent également les amygdales.

Ces plaques peuvent se propager au larynx et donner lieu à une attaque de croup, comme les fausses membranes du croup, si celui-ci se manifeste d'emblée, peuvent se propager à la gorge et aux fosses nasales.

Il ne faut donc pas séparer le croup de l'angine couenneuse vraie. Les deux affections ont de commun l'empoisonnement de l'organisme et ne diffèrent en somme, que par lieu d'élection des fausses membranes qui provoquent dans le croup l'asphyxie par obstruction des voies respiratoires.

L'atonie, chez le malade, devient de plus en plus complète. Il est pour ainsi dire anéanti. Ses lèvres blanchissent, sa respiraton (selon les cas) devient sifflante, et nous sommes bien près de la fin.

Il nous est impossible de donner ici un traitement préventif que nous craindrions de voir ou mal appliquer ou appliquer dans un temps inopportun.

Si les phénomènes que nous venons d'exposer venaient à être remarqués chez l'enfant, les parents ne devraient pas hésiter à consulter le plus tôt possible leur médecin ordinaire.

EXAMEN DE LA GORGE.

La mère doit souvent examiner la gorge de ses enfants. Elle se servira d'abord du manche d'une cuillère ou d'une fourchette à extrémité mousse pour abaisser la langue ; puis, lorsque le bébé sera plus âgé, elle lui fera prendre l'habitude d'ouvrir la bouche de façon à montrer sa gorge sans aucun intermédiaire. Pour cela, il suffira d'apprendre à l'enfant à bailler lentement ; dans le mouvement d'inspiration, la langue se retire en arrière, et elle s'applatit, en se creusant en gouttière, dans le mouvement d'expiration, ce qui rendra l'examen des plus facile.

Grâce à cet examen journalier, rien de suspect n'échappera à la mère, et le mal, dès qu'il sera signalé, pourra être combattu en temps opportun.

CONSTIPATION.

La constipation doit être vigoureusement combattue chez les enfants, car elle peut produire des troubles instestinaux d'une certaine gravité.

Un lavement d'infusion de mauve, d'eau de son, d'eau tiède, suffira le plus souvent pour provoquer la selle journalière qui ne s'est pas produite à son heure.

Si les matières fécales durcies démontrent une constipation plus sérieuse, on administrera un lavement huileux ou un lavement avec une cuillerée de glycérine dans de l'eau tiède.

Enfin, s'il en est besoin, on fera prendre à l'enfant, pendant les premiers jours, une cuillerée à café d'un mélange à parties égales d'huile d'amandes douces et de ricin, plus tard une cuillerée à café d'huile de ricin ou de magnésie hydrocarbonatée.

ICTÈRE DES NOUVEAU-NÉS.

Les jeunes mères ne seront pas trop surprises et ne s'effraieront pas outre mesure de voir l'enfant qui vient de naître, atteint de jaunisse.

Le plus souvent, cette maladie n'offre aucun danger et disparaît assez promptement d'elle-même sans autres médications que des bains d'eau tiède et quelques frictions avec de l'alcool ou de l'eau-de-vie de Lavande, toutes choses qui activent la circulation et concourent à l'harmonie des fonctions des différents organes. Eviter soigneusement la constipation.

Mais si l'ictère s'accompagne de fièvre, si la peau chaude prend une teinte rouge-jaunâtre, si les urines, devenues bilieuses, tachent fortement le linge, il ne s'agit plus d'une simple jaunisse. C'est à l'affection désignée sous le nom d'*ictère grave* que le nouveau-né est en proie ; rapidement l'état s'aggrave, le ventre tendu, douloureux, la respiration difficile, les traits altérés indiquent une mort prochaine que le médecin lui-même sera trop souvent impuissant à conjurer.

ROUGEOLE.

L'enfant est fiévreux, agité, se démène dans les bras de sa mère ou de sa nourrice, s'agite dans son berceau. Observez-le bien.

Les traits de son visage se gonflent, et ses yeux s'humectent abondamment.

Et voici qu'apparaissent, après trois ou quatre jours de ces souffrances préparatoires, les taches de la rougeole, rouges, irrégulières, les unes plates, les autres plus saillantes.

Elles affectent d'abord le front, la face et le cou, pour gagner, en dernier lieu, le tronc et les membres.

Pendant deux ou trois jours, ces taches se succéderont; puis, insensiblement, la fièvre diminue, disparaît, et il ne reste plus que des écailles qui se détachent d'elles-mêmes de la peau.

Mais, procédons par ordre.

Dans l'évolution de cette maladie malheureusement trop fréquente, infectieuse et contagieuse au premier chef, nous comptons quatre phases bien caractérisées que nous passerons rapidement en revue :

1° *Incubation*. — Pendant onze ou douze jours, le mal couve sans que rien puisse en dénoncer l'envahissement furtif.

2° *Invasion*. — L'enfant est pris d'une toux caractéristique, de suintement du nez, de fièvre ardente avec une chaleur intense et une grande sécheresse de la peau. Rarement de la diarrhée, mais assez souvent des convulsions. Nous ne sommes pas loin de la troisième phase.

3° *Eruption*. — En effet, à la fin du quatrième jour de ces prodrômes, le larmoiement augmente avec une toux sèche plus fréquente qui rappelle un peu celle de la coqueluche.

Les taches font leur apparition et se multiplient sur tout le corps. L'enfant demande souvent à boire et sa langue s'est recouverte d'un enduit blanchâtre, pointillé de rouge.

Les taches qui caractérisent nettement cette période de la maladie, sont, quand elles apparaissent, légèrement saillantes et de couleur rose. Mais peu de temps après, vers le troisième jour, elles s'affaissent, reprennent le niveau de la peau. La coloration se manifeste encore pour un moment dans les efforts que l'enfant fait pour tousser, puis disparaît.

4° *Desquamation*. — Lorsque la fièvre éruptive a cessé, la surface de la peau se dessèche et il en tombe, pendant une huitaine de jours au plus, de petites lamelles irrégulières.

C'est la fin de la rougeole.

Nous ne nous étendons pas, et pour cause, sur les complications qui pourraient survenir pendant et après la maladie.

Si cette dernière, ce qui est le cas le plus commun, suit son cours régulier, la mère redoublera de soins et de vigilance pour empêcher la moindre imprudence de l'enfant, imprudence qui suffirait à rendre mortelle une affection relativement inoffensive.

Tenir le malade au chaud, ne le changer de linge qu'avec de grandes précautions ; ne pas le laver pendant la période d'éruption, fut-ce à l'eau tiède ; une diète sévère, tempérée par quelques infusions de violette, de guimauve, de bourrache ou de quatre fleurs ; du lait, et un peu de bouillon. L'isoler complètement. Telles sont les prescriptions les plus élémentaires que nous puissions donner. Le médecin qui suivra la maladie signera *l'exeat* quand il le jugera à propos.

SCARLATINE.

Ce mal mystérieux auquel la médecine n'a pu assigner d'autre origine qu'un *virus* particulier dont la nature n'est pas positivement déterminée, est également épidémique et contagieux. On doit le redouter pour les enfants, surtout pendant les premières années. Cette affection est fréquente chez les adultes.

Comme pour la rougeole, nous suivrons la scarlatine dans ses quatre évolutions, chacune ayant son aspect original et éprouvant diversement le sujet.

1° *Incubation*. — Comme pour la rougeole, une germination lente et sourde, presque inappréciable.

2° *Invasion*. — L'enfant est soudain pris d'un accablement profond ; puis il en sort pour entrer dans des colères violentes (pour son âge, bien entendu). Il refuse tout soin, toute consolation. Voyez sa langue, elle a blanchi ; le pharynx et les amygdales sont rougis et tuméfiés, souvent recouverts de fausses-membranes. On pourrait croire à une angine couenneuse, si l'éruption se faisait long-mps attendre ; mais elle est heureusement assez apide. Dans la plupart des cas, elle fait son apparition après 24 heures de fièvre, qui atteint fréquemment 40 degrés.

3° *Eruption*. — Les taches qui apparaissent d'abord isolément sur le cou, la poitrine et les membres, n'offrent pas de saillie comme celles de la rougeole. La peau ressemble à un semis de piqûres sur un fond écarlate.

Une expérience précieuse au point de vue de la définition exacte de cette affection, c'est que sous la pression du doigt, la coloration des plaques se dissipe pour revenir aussitôt que la pression a cessé.

La période éruptive ne dure pas plus de deux ou trois jours au maximum.

4° *Desquamation*. — La desquamation s'opère alors largement et par plaques pendant une huitaine de jours. L'épiderme du malade semble se renouveler complètement. Comme on dit vulgairement, le malade fait peau neuve.

Comme observations générales, on peut constater chez le malade, l'absence des larmes ou plutôt du larmoiement si caractéristique dans la rougeole, et le gonflement du ventre qui ne s'observe pas dans cette dernière maladie.

Plus dangereuse que la rougeole, la scarlatine se traite suivant l'âge du sujet qu'elle a choisi.

Pour l'enfant, dont nous nous occupons plus spécialement, il est de toute nécessité qu'on le couche bien chaudement et que l'on fasse sans tarder venir le médecin.

L'isolement sera rigoureusement observé pour éviter une imminente contagion. Enfin l'enfant ne sera exposé à l'air qu'après une guérison complète (30 ou 35 jours), afin d'éviter les complications les plus graves; un simple refroidissement peut engendrer l'albuminurie.

VARIOLE ET VACCINE.

L'enfant, que tant de misères assiègent à son entrée dans la vie, n'aura pas de plus redoutable ennemie que la *variole*, communément désignée par le peuple sous le nom de *petite vérole*.

La vaccine, si elle n'a pas fait complètement disparaître la variole, n'en a pas moins atténué les terribles effets et comme enrayé les désastreux ravages.

C'est la hideuse petite vérole qui laisse sur la peau ces traces ineffaçables, ces ravines profondes qui défigurent à jamais ces innocentes victimes.

Encore un mal dont l'origine est restée inconnue, quoiqu'on ait fait pour la découvrir. Et contagieuse, cela va sans dire, et s'en prenant indifféremment à tous les âges, passant de l'enfant à l'adulte, de l'adulte à l'homme et de l'homme au vieillard.

Bien que la vaccine ne soit pas un préservatif absolu contre le fléau, les parents seraient bien coupables, qui négligeraient de faire vacciner leurs enfants.

Si elle ne chasse pas entièrement le germe corrupteur, elle en atténue, nous le répétons, considérablement les effets.

Le malade, au lieu de souffrir du mal qui (ou l'emportera ou le laissera à jamais marqué d'empreintes indélébiles), n'aura plus affaire qu'à une sorte de varioloïde qui n'offre pas plus de danger que la rougeole.

9*

Le sujet atteint de variole est d'abord fiévreux, surtout la nuit.

Après quatre jours d'agitation et de souffrances, le corps se couvre de papules roses qui envahissent jusqu'au visage.

Ces papules ne tardent pas à se transformer en boutons facilement reconnaissables par une disposition particulière que l'on pourrait appeler *ombilicale*, parce qu'ils offrent, à leur centre, une dépression. Ces pustules vers le 7me jour, sécrètent un pus jaunâtre ; alors la fièvre qui avait diminué chez l'enfant après l'éruption, devient plus intense. Sous les pustules qui lui font comme une hideuse carapace, le pauvre petit être se débat en proie à une soif ardente qu'il ne peut étancher à son aise, le pharynx lui-même étant envahi par les odieuses pustules. Il se forme au bord des cils comme un exsudat variolique et les conjonctives elles-mêmes restent assez longtemps infectées, car l'éruption n'épargne rien, elle peut aussi envahir l'œil, ce qui explique la perte fréquente de la vue, à la suite de la variole.

Quand la maladie aura suivi un cours régulier,

les croûtes se formeront naturellement, tomberont d'elles-mêmes et l'enfant renaîtra à la vie

Nous donnerons sommairement le traitement à suivre aussi bien en cas de variole *bénigne* que de variole *maligne* :

Le malade ne sera pas plus tenu au chaud que d'habitude.

On pourra changer son linge, le laver et même l'exposer au grand air, pourvu toutefois que la température le permette.

Laissez se produire l'éruption sans chercher à la précipiter ou à la ralentir.

Sans attendre des complications, ce qui, hélas ! ne se produit que trop fréquemment, recourir immédiatement au médecin.

Ce que l'on appelle la *varicelle* n'est qu'une simple éruption épidémique qui ne présente aucune gravité. Il suffira de garder la chambre et d'observer une diète plus ou moins sévère, selon l'intensité de la maladie.

Il peut paraître puéril aujourd'hui d'insister sur

les avantages, ou, disons mieux, sur l'indispensabilité de la vaccine.

Les mères qui la refusent à leurs enfants (qu'importe si nous l'avons déjà dit !) soit par un parti pris absurde ou par des craintes injustifiées, soit, ce qui arrive, par une monstrueuse négligence, endossent là, une responsabilité que l'avenir pourra bien leur faire chèrement expier.

Cette opération se fait généralement au printemps et à l'automne, mais la variole étant de toutes les saisons, nous sommes d'avis de vacciner en toute saison.

Nous conseillons de vacciner l'enfant dans le deuxième mois de sa naissance.

L'expérience nous fait un devoir de prescrire la vaccination avec du vaccin de génisse à l'exclusion de tout autre.

L'usage de la vaccine est universellement répandu dans l'Europe tout entière.

Les endroits où la vaccine est appliquée périodiquement et gratuitement à Paris ne se comptent plus.

OREILLONS.

Les oreillons, ou du moins la maladie que l'on a appelée de ce nom, faute de pouvoir lui en trouver un autre, est à tort considérée par certains médecins plus théoriciens que praticiens, comme ne s'attaquant pas aux enfants et attendant la quinzième année pour faire son apparition.

Rare, il est vrai, dans la première enfance, elle est fréquente dans la deuxième.

Son caractère épidémique et contagieux ne saurait être discuté et lorsqu'un enfant a été pris dans une famille ou dans une école, l'affection ne tarde pas à s'attaquer aux autres enfants, si l'isolement immédiat et assez prolongé du malade ne les met à l'abri.

En somme, l'*oreillon* est une protubérance que l'on voit s'élever tout à coup sous l'oreille, à l'angle de la mâchoire. Il peut être double et de même proportion aux deux côtés du visage. Rarement douloureuse, cette affection revêt généralement un caractère absolument bénin et disparaît d'elle-même sans autre traitement qu'un séjour à la chambre. En tous autres cas, le médecin s'inspire de l'état du malade pour formuler un traitement.

ÉRYSIPÈLE.

L'érysipèle provient généralement de la malpropreté dans laquelle sont tenus les enfants (et non pas seulement les enfants des pauvres) et aussi du système défectueux d'alimentation auquel on les soumet.

Cette maladie est contagieuse et on la rencontrait autrefois fréquemment dans les hôpitaux où l'on avait l'habitude d'entasser trop d'enfants à la fois. La propreté et l'antisepsie l'ont fait disparaître de ces établissements.

Les phénomènes caractérisques de l'érysipèle consistent en une inflammation superficielle de la peau, qui présente de la douleur, de la chaleur, du gonflement avec tendance à l'envahissement des régions voisines.

Comme dans la plupart des cas, la maladie a son premier siège et son point de départ au nombril du sujet, il importe donc de surveiller avec la plus grande sollicitude, la cicatrisation du cordon ombilical. On aura ainsi presque certainement prévenu les futures atteintes du fléau.

Bien que cette maladie soit communément mortelle, surtout si elle prend l'enfant dès sa naissance, il ne s'ensuit pas que l'on doive abandonner le malade, comme s'il était définitivement perdu ; mais vu sa gravité, c'est au médecin qu'il incombe de diriger le traitement.

HERNIES.

Par ses mouvements désordonnés et irréfléchis, ses cris aigus et souvent forcés, et surtout l'extrême sensibilité de ses tissus, le nouveau-né est sujet à *la hernie*. On peut la constater, comme chez l'adulte, dans les régions inguinales, mais elle est surtout fréquente au niveau du nombril (hernie ombilicale).

Le traitement consiste à la maintenir au moyen d'une petite pelote retenue par des bandelettes de sparadrap à la glu qui n'irrite pas la peau, ou par une ceinture.

MÉNINGITE. (1)

Avec le croup, c'est à juste titre l'affection la plus redoutée des mères.

Beaucoup d'enfants sont de bonne heure victimes de cette maladie.

A la suite de coups reçus sur la tête, de chutes et aussi d'insolations ; à la suite ou dans le cours d'une affection fébrile (rougeole, variole, etc.,) qui a éprouvé la santé de l'enfant ; à l'occasion d'une poussée tuberculeuse d'origine héréditaire, ou d'une dentition anormale et trop pénible, se produit l'inflammation des méninges, membranes qui enveloppent le cerveau.

Quoique le plus souvent mortelle, la méningite se guérit quelquefois. Aussi, jeunes mères, dès que votre enfant devient nerveux, irritable, maus-

(1) Voir Schoul : *De la méningite tuberculeuse chez l'enfant.*

sade, d'un caractère inégal, dès que, pendant ses nuits, il se réveille en sursaut et demande sa mère, ou est en proie à des hallucinations ; mais surtout s'il a été atteint de convulsions, tenez-vous sur vos gardes et sans plus tarder, faites venir le médecin ; car, après ces symptômes primitifs vont apparaître d'autres symptômes plus graves de la même apparence, mais à un tel degré d'acuité que la mort ne tardera pas à s'ensuivre.

Votre rôle, en attendant le médecin, consistera à veiller à la liberté du ventre.

CHUTES, ÉCORCHURES, COUPURES, BRULURES, ETC.

L'enfant ne tombe pas de haut et ne peut guère se faire de mal. Les mères connaissent, à peu près toutes, les remèdes immédiatement applicables aux petits bobos aussi fréquents que peu dangereux ; laver les plaies avec de l'eau boriquée, les envelopper dans de la gaz boriquée ou du coton boriqué ; appliquer des compresses d'eau froide sur une contusion, un morceau de baudruche antiseptique sur une coupure ; du coton hydrophile recouvert de vaseline boriquée, ou même d'une couche d'huile sur une brûlure, pour en calmer la douleur, en attendant le médecin. C'est inutilement allonger, en insistant davantage, un travail dont le seul mérite est d'être court tout en disant beaucoup. Pour ce qui est des *entorses, saignements de nez abondants, fractures,* etc., il appartient au médecin d'examiner le mal, de le suivre et de le combattre.

Nous arrêterons ici la nomenclature tristement variée des maladies qui fondent sur nous, à peine si nous sommes venus demander notre place au soleil.

Une autre étude nous tenterait bien et qui se proposerait le côté moral de l'enfant ; mais elle exigerait de tels développements que nous dépasserions notre programme d'un trop gros volume.

Ce serait certes rendre un service signalé aux mères de famille que de leur apprendre comment elles pourraient empêcher leurs enfants d'être *mé-*

*chants, sujets aux accès de colère, gourmands, ja-
loux, poltrons,* etc., mais la règle variant suivant les
tempéraments, c'est affaire aux parents d'ana-
lyser soigneusement toutes les actions, toutes les
tendances de ceux qui les touchent de si près et qui
leur sont si chers, et de mettre à profit l'expérience
que la vie leur a donnée.

AUX JEUNES MÈRES.

Après cette sinistre nomenclature des maladies
qui guettent l'enfant dès son entrée dans la vie,
nous ne pouvons terminer ce recueil de conseils
sans rappeler aux jeunes mères qu'il dépend
souvent d'elles d'arracher le petit être à la mort.

Qu'elles le sachent bien : nous, médecins, nous
sommes là sur la brèche, toujours prêts à lutter
avec le fléau, — et personne n'a le droit de dou-
ter de notre dévouement ; mais, je ne saurais trop
le répéter, nous pourrions avoir en la mère un
puissant auxiliaire ; c'est même le seul auxiliaire
que nous devrions avoir. Eh ! bien, c'est souvent

celui-là qui nous échappe au moment où tout nous convie à l'invoquer.

Et, comme l'intervention du médecin deviendrait, je ne dis pas inutile, mais moins nécessaire, s'il existait des Cours d'*Éducation maternelle*, ou, mieux encore, si au programme scolaire que suivent les jeunes filles, quelque ministre bien avisé et imbu des idées progressistes dont nous sommes généralement affamés, joignait un cours hebdomadaire d'*Éducation maternelle*.

Ce sont là, chères lectrices, choses fort délicates, je le sais fort bien, mais elles ont une telle importance, quelles ne sauraient échapper aux yeux les moins clairvoyants.

Nous n'avons nullement la prétention d'avoir fait une importante découverte, mais qu'il nous soit au moins permis d'émettre notre opinion dans un débat dont la conséquence n'est rien moins que l'éducation complète et logique des futures mères de famille.

Mesdames, ne vous semble-t-il pas que vos fillettes, par l'irrésistible instinct qui les jette vers les poupées, vous tracent à vous-mêmes votre devoir? Je sais bien qu'il y a là encore une affaire de chiffons et de rubans, d'attiffement, pour dire le mot, qui convient à ce genre de préoccupations, mais ne croyez-vous pas que la nature, qui n'a jamais parlé que par symboles, n'ait pas exprès créé celui-là pour se faire comprendre de vous ?

Ah ! si je ne craignais de froisser quelques susceptibilités, quelques douleurs cachées, quelques déceptions profondément réprimées, je vous ferais dès maintenant un tableau, et ce tableau serait loin d'être gai, de ces pauvres femmes qui ont passé dans la vie sans goûter un seul instant ou les pures délices ou les innombrables angoisses de la maternité. Mais quoi ? Les circonstances l'ont parfois voulu, et qui peut prétendre être maître des circonstances ?

J'en reviens à mon idée, d'introduire dans l'instruction de vos filles un élément nouveau et qui devrait être ancien : *Un cours d'Éducation maternelle.*

10*

Comment ce cours sera-il fait ? Quelle langue spéciale faudra-t-il parler ? Dans quelles limites se renfermera-t-on ?

Il y a là une maïeutique spéciale d'intelligences promptes à s'effaroucher, mais aussi très avides de savoir, que nous essaierons un jour de faire passer dans la circulation morale, comme on fait passer, à l'aide de certains sirops, les médicaments les plus répugnants dans la circulation physique. Et ce sont précisément ceux-là qui ont sur notre organisme l'action la plus salutaire.

Je ne sais pas, chères lectrices, si je me fais bien comprendre. J'ai dit cours d'*Éducation maternelle*, et j'imagine que le mot exprime suffisamment la chose. Du jour où cette lacune de l'instruction féminine sera comblée, les médecins trouveront leurs fonctions singulièrement simplifiées quant à ce qui concerne les premières maladies de l'enfance.

La voie que nous suivons aboutit fatalement à la concorde. La mère, n'ignorant rien des dan-

gers qui menacent et menaceront toujours sa
frêle progéniture sera là, près du berceau, dressée
à la première approche du mal, armée pour la lutte
contre le terrible envahisseur. Et quand apparaî-
tra le médecin, loin de s'opposer à son intervention naturelle, elle lui tendra la main en lui disant:
« Nous sommes deux pour aimer mon enfant et
nous le sauverons. »

TABLE DES MATIÈRES

PREMIÈRE PARTIE

DEUXIÈME PARTIE

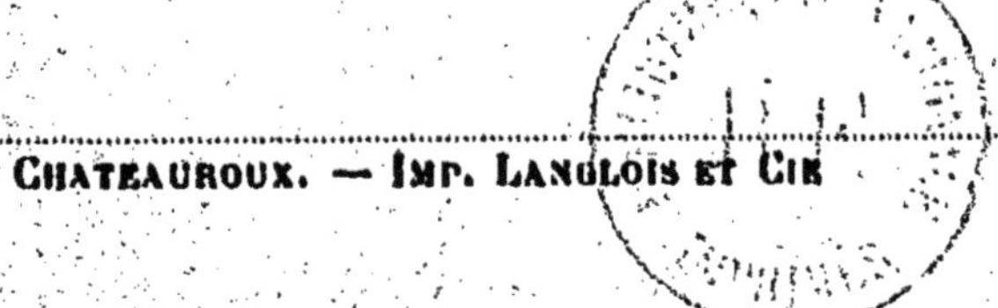

CHATEAUROUX. — IMP. LANGLOIS ET CIE